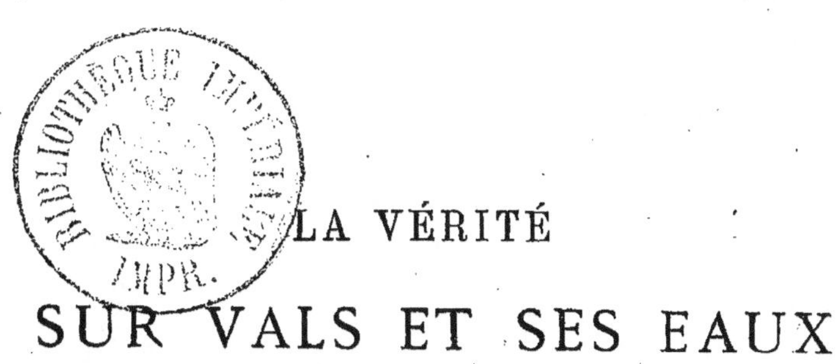

LA VÉRITÉ

SUR VALS ET SES EAUX

LA VÉRITÉ

SUR

VALS ET SES EAUX

PAR

Charles CHABALIER

Docteur en médecine
Ex-interne des hôpitaux de Lyon
Lauréat de l'Académie impériale de médecine de Paris
Membre de la Société des sciences médicales
de Lyon.

LYON

IMPRIMERIE D'AIMÉ VINGTRINIER

Rue de la Belle-Cordière, 14

—

1867

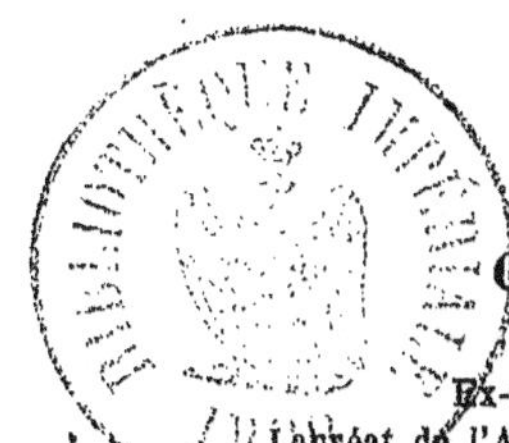

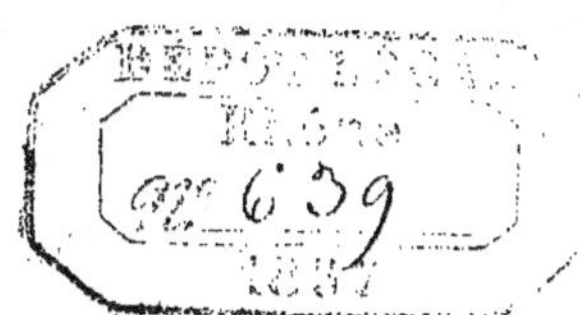

LA VÉRITÉ

·VALS ET SES EAUX

Bien du bruit s'est fait depuis quelque temps autour du nom de Vals; traités, prospectus, réclames de journaux sous forme d'articles scientifiques, rien n'a été épargné. Au milieu d'une telle profusion, la lumière est loin de se faire jour sur la valeur réelle d'un établissement livré à toute l'exploitation déplorable d'une concurrence mercantile et nullement médicale. Le médecin qui n'a pu étudier Vals personnellement reste indécis, hésitant, ne sachant à quelle source plus ou moins *précieuse, capricieuse, désirée ou Rigolette* s'adresser. Vals possède trente sources et au moins sept propriétaires ; et, selon que nous recevons une nouvelle réclame, nous pouvons croire aujourd'hui que la Chloë, la Saint-Louis et la Pauline constituent à elles seules les véritables sources minérales du pays ; demain nous lirons qu'il n'y a que la Saint-Jean, la Magdeleine et la Dominique qui aient quelque vertu, jusqu'à ce que quelques jours après nous apprenions à connaître toute la valeur de la Juliette, sans compter les prospectus portant les noms fantaisistes de sources encore inconnues.

Et il est triste de le dire, des médecins s'associant à ces rivalités de village, à cette concurrence inintelligente et envieuse, ont tout fait pour créer une confusion qui finira par ruiner Vals dès son début. Passant successivement d'un camp dans l'autre, vous les verrez aujourd'hui proclamer les vertus de telles sources au détriment de toutes les autres, demain ils ne sacrifieront plus qu'aux dieux ou plutôt aux naïades du concurrent voisin ! Oubliant que l'indépendance médicale est la première dignité du médecin, ils jetteront dans leurs ouvrages *plus ou moins volumineux*, un voile des plus discrets sur les sources qui ne viennent pas baigner les pieds de l'autel sur lequel ils sacrifient. Et voilà pourquoi nous médecins étrangers nous arrivons à ne rien comprendre à Vals et à ses eaux, pourquoi après avoir été entraînés par une publicité tapageuse, ne pouvant y voir clair dans un tel fouillis, nous retournerons à Vichy qui est pour nous une vieille connaissance.

En face de ce chaos, souvent interrogé par plusieurs de mes confrères sur ce qu'il y avait réellement de vrai à Vals, j'ai cru devoir donner ici un court aperçu sur la valeur de ses sources, sur l'avenir médical d'une station à la fois très-ancienne et toute nouvelle, sur ses propriétés thérapeutiques et son mode d'exploitation.

La découverte des eaux de Vals date du commencement du XVIIᵉ siècle. La Marie fut la première source connue ; les transformations actuelles, bien incomplètes encore, et la découverte de nouvelles sources n'ont rien ajouté à la puissance médicale de ces eaux. Vals par ses sources anciennes possédait déjà une échelle graduée dans la dose du bi-carbonate de soude, ce qui constitue sa caractéristique, ce qui en fait sa valeur et sur ce point sa grande supériorité sur Vichy. Six sources formaient l'ancienne richesse de cette station médicale :

La Marie, simple eau de table, acidulée, gazeuse, très-agréable à boire, ne troublant pas le vin, mais nullement médicale, ne possédant que 0,89 de bi-carbonate de soude.

L'ancienne Saint-Jean, qui a disparu et qui, comme la nouvelle, était peu alcaline.

La Chloë, analysée et baptisée par le docteur Dupasquier qui lui donna le nom de sa femme. Vrai type des eaux de Vals ; en représentant la dose moyenne d'alcalinité, très-agréable à boire, très-gazeuse et un peu ferrugineuse, ayant 5 gr. de bi-carbonate de soude.

La Camuse, ayant 6 gr. du même sel, légèrement purgative par ses 0.34 centigrammes de magnésie.

Enfin la Marquise (Marie de Montlaur), la plus fortement minéralisée, ayant 7 gr. 15 cent. de bi-carbonate de soude, une des sources les plus précieuses de Vals.

A côté de ces sources existait déjà la Dominique, constituant un groupe à part, n'ayant aucun rapport avec les sources déjà décrites, nullement alcaline, qui doit ses propriétés curatives à l'arséniate de fer qu'elle possède, et remarquable par son acide sulfurique libre qui à la dose de 1 gr. 33 par litre en fait une véritable limonade pharmaceutique.

Mais, simples divinités rustiques, ces sources restaient sans parure, elles se présentaient au public, nues ou cachées dans des trous obscurs, ne puisant leur attrait que dans leur vertu réelle. Un seul prêtre brûlait alors de l'encens en leur honneur, et, les tirant de l'oubli, leur rendait leur renom de jadis. Pendant longues années, seul lutteur infatigable, vieil enfant de ces roches volcaniques auxquelles il semble avoir emprunté sa verve et sa vigueur toujours juvénile, le docteur Tourette a créé réellement par ses publications successives l'avenir médical de Vals, et il l'a fait, comme il le dit, avec la foi du martyr, laissant à d'autres plus habiles le soin de récolter ce qu'il a semé pendant vingt ans ; *sic vos, non vobis.*

Tel était Vals, lorsqu'un homme à qui son pays doit une éternelle reconnaissance, le bon Firmin Gallimard, créa la seconde phase que nous allons étudier. Plus par amour du pays que par intérêt, il voulut doter Vals d'un établissement sérieux et lui trouver de nouvelles sources ; son but fut atteint, mais ses traditions furent loin d'être suivies. Une publicité plus ou moins intelligente, quelque temps après, lança l'affaire dans l'avenir incertain des profits et pertes en vue exclusivement d'une exploitation lointaine et nullement locale. Mais grâce à l'initiative d'un nouveau propriétaire voisin, une transformation complète depuis un an tend à fonder à Vals un établissement sérieux, soit au point de vue du confortable et de l'agrément, soit au point de vue médical. Ces quelques considérations un peu extra-scientifiques étaient nécessaires pour comprendre l'agitation et les contradictions qui se produisent autour de nous.

Entrant complètement dans mon rôle de médecin, je vais maintenant étudier quelle est la valeur des eaux de Vals, selon que le malade se transporte auprès des sources, ou selon que le médecin les ordonne à domicile ; dans quelles conditions le buveur se trouvera sur les lieux, et quelles sources nous devons plutôt ordonner loin de la station. Ce travail n'est pourtant qu'un léger aperçu sur Vals, et nullement sur la médication alcaline, je ne puis ici aborder aucune indication pathologique, que du reste tout médecin connaît. Je n'ai d'autre but que d'indiquer les sources plus ou moins recommandables par leur minéralisation, pour que fixés sur leur valeur réelle quant à leur richesse alcaline, nous puissions les employer selon les cas particuliers de notre clientèle.

La multiplicité des sources et les rivalités locales ne peuvent en rien nuire à la réalisation d'une bonne cure sur place, les eaux étant prises sans aucune rétribution, chaque malade va ou est envoyé selon ses besoins aux sources convenables, avec d'autant plus de facilité que chaque propriétaire possède à peu près un équivalent des richesses minérales de son voisin. Comme je l'ai déjà indiqué, Vals a une supériorité très-grande sur Vichy par la graduation de ses eaux ; Vichy a, pour ainsi dire, neuf robinets au même tonneau, il n'existe que 1 gr. d'écart pour outes ses sources dans le dosage du bi-carbonate de soude. A

Vals, selon les aptitudes ou les susceptibilités du malade, on peut lui administrer de l'eau dosée suivant une échelle progressive de 1 gr. 48, 3 gr., 5 gr., 6 gr., 7 gr. de bi-carbonate de soude ; on peut tâter le terrain et ne jamais exposer le malade à un entraînement trop rapide. Bien administrées les eaux de Vals ne tueront jamais ; on ne peut en dire autant de celles de Vichy, où le médecin se trouve enfermé dans un cercle fatal. A Vals, les eaux ne sont pas thermales, il est vrai, mais elles rachètent ce défaut par la grande quantité d'acide carbonique qu'elles possèdent, qui les rend et très-agréables et très-digestives. Au point de vue de l'ingesta la nature a fait de Vals la première station minérale d'Europe. Le pays est des plus sain, vous n'y trouvez pas comme à Vichy l'influence paludéenne si nuisible aux personnes atteintes de congestion de la rate et du foie, mais il existe bien des desiderata au point de vue hydrothérapique : l'eau est peu abondante, sans direction unique comme à Vichy, le surplus des sources se perd et n'est pas conduit vers un centre commun, pour suffire aux besoins des baigneurs. L'administration de plus de 350 à 400 bains par jour forcerait le propriétaire à demander au ruisseau qui coule à ses pieds un secours fort peu médical. L'agencement des bains est des plus mal approprié ; je ne parle pas des douches et appareils sudatoires, on a eu la prétention de créer cette année un établissement hydrothérapique de la façon la plus inintelligente ; quand on envoie des malades à Vals il est urgent de leur recommander de ne jamais mettre les pieds dans ces casemates sans nom. Tout est donc à créer comme élément balnéatoire, et si Vals prospère, il ne le pourra qu'à la condition de trouver l'eau qui lui manque et de s'inspirer un peu mieux pour la création d'un établissement hydrothérapique.

Mais tout ceci n'est qu'une question secondaire pour certains propriétaires qui n'ont qu'un but, qu'un seul objectif, l'exportation. Industriels à courte vue, qui ont des yeux pour ne pas voir ce que fait Vichy, lequel sacrifie largement pour attirer aux sources mêmes, parce que là est la vraie et la plus puissante des réclames. Tant qu'une richesse minérale n'a pas reçu la consécration médicale, elle peut jeter un éclat passager, mais les manœuvres seules d'un industrialisme étroit sont impuissantes à la maintenir à l'état de prospérité. L'exportation est en effet ce qui constitue la fortune du propriétaire, mais à une condition, c'est qu'elle s'appuie sur un élément de publicité infaillible, parce qu'il ne peut tromper, sur l'affluence des malades aux sources mêmes. En attendant que cette ère nouvelle pour Vals puisse se produire, que devons-nous faire, nous médecins? quelles sources devons-nous indiquer à nos malades? comment nous débrouiller au milieu de ce dédale de réclames qui nous encombrent?

De même que je considérais tout à l'heure les eaux de Vals comme supérieures aux eaux de Vichy puisées à la source, à cause de leur échelle graduée, à plus forte raison leur accorderai-je une priorité encore plus méritée pour l'exportation, grâce à l'abondance de leur acide carbonique ; mais nous devons bien nous garder d'ordonner indistinctement de telle ou telle source, nous risquerions, ce que j'ai déjà vu faire, ou de ne donner que quelques parcelles de bi-carbonate soude ou d'en saturer le malade sans nous en douter. J'ai vu un de nos confrères des plus instruits, une de nos célébrités, croyant d'après son antique réputation que la Marie représentait le type des eaux alcalines de Vals, indiquer sur ordonnance l'usage ou de la Marie ou des Célestins, l'une contenant 5 gr. de sel alcalin, l'autre n'en contenant point. Si nous ne pouvons nous reconnaître au milieu de toutes ces étiquettes adjectives qui caractérisent chaque source et qui ne frappent pas notre mémoire, telles que Capricieuse, Précieuse, Désirée, Rigolette, revenons aux eaux de Vichy, dont le nom des sources nous est bien connu, et quelque soit la source de cet établissement que nous ordonnions, nous serons toujours sûrs d'administrer une moyenne de sel alcalin, vu la conformité d'ensemble des eaux de Vichy.

Voici pourtant quelques indications sommaires qui sans charger la mémoire, permettront à l'esprit de se fixer sur le mode d'administration des eaux de Vals à domicile. Il existe troi groupes distincts parmi les nombreuses sources du pays, selon qu'elles sont plus ou moins alcalinisées. Les unes faibles, les autres moyennes, d'autres enfin fortement saturées de sel minéral.

Groupe faible. — La Marie, la Pauline, la Saint-Jean, sont presque toutes trois eaux de table. Nous ne devons pas faire payer au client comme eau médicale une eau qu'il peut avoir à peu de frais avec Saint-Galmier et Condillac. La Marie est des plus agréables, on peut la conseiller aux gourmands ; la Pauline est la moins chère quoique coûtant encore beaucoup trop; quant à la Saint-Jean, un de ses anciens adorateurs nous dit : que toute l'année les personnes peu aisées de Vals en consomment à leur table sans en être incommodées, qu'elle les fortifie plus que de l'eau douce ordinaire. En présence d'avantages si précieux, je crois que nous ferons bien d'ordonner préférablement du vin à nos malades ; la Saint-Jean coûtant 0,80 centimes la bouteille, eux et leur bourse s'en trouveront beaucoup mieux.

Second groupe. — Parmi les sources de moyenne alcalinité se trouve au rang d'honneur la Chloë, ayant 5 gr. de bi-carbonate de soude ; elle est fortement gazeuse et très-agréable à boire. C'est une ancienne source ayant déjà fait ses preuves, dont l'analyse ne laisse aucun doute, étant connue sa valeur e l'honorabilité du docteur Dupasquier, de Lyon. Légèremen errugineuse, elle rend de très-grands services par son emplo dans les affections ayant amené de la débilité et surtout chez es femmes.

On peut également choisir la Rigolette, nouvelle venue, analysée par Ossian Henry, ayant 5 gr. de sel alcalin. Mais j'avoue que j'ai un faible pour les sources ayant acquis leur renommée par les services anciens qu'elles ont rendus en dehors de toute exploitation commerciale ; leurs parchemins ont été contre-signés par la foi et la reconnaissance de plusieurs générations, et ils sont bien préférables à la signature d'un chimiste ou d'un régisseur.

Troisième groupe. — Sources fortes. — Quand on veut agir à doses plus énergiques et produire un entraînement plus rapide, nous pouvons avoir recours à la Désirée, ayant 6 gr. de bicarbonate de soude, légèrement purgative, ou à la Magdeleine qui en a 7. La Marquise, qui possède également 7 gr. de sel minéral, est la plus ancienne des sources de Vals et une des plus précieuses.

Nous pouvons donc entre toutes les sources de Vals nous adresser à quatre sources offrant toutes garanties possibles, Chloë et Marquise appartenant au vieux Vals auxquelles j'accorde toute confiance, Désirée et Magdeleine ayant toute la vogue du moment.

A côté de ces sources, une infinité d'autres existent ayant des similitudes, des identités presque complètes avec celles que je viens d'énumérer. On n'a qu'à frapper le sol d'un coup de pique et une source nouvelle vient à jaillir ; mais pour être adoptées par le corps médical, il leur faut deux choses qui manquent jusqu'ici à la plupart, des preuves cliniques et une analyse sérieuse.

Maintenant il en existe d'autres n'ayant aucune analogie, aucun rapport avec leurs voisines. Je veux parler des sources d'arséniate de fer qui font de Vals un établissement minéral type, offrant au médecin habile des ressources nombreuses et variées pour rétablir une constitution en désarroi. Elles sont jusqu'à ce jour au nombre de deux, complètement identiques : la Dominique et la Saint-Louis, deux robinets au même tonneau, mais non pas au même propriétaire, et chacun serait très-désireux que nous puissions penser que seul il possède le bon. De ces deux sources est tributaire toute cette immense collection de malades profondément atteints par la diathèse ou la cachexie : la syphilis, la chlorose, la scrofule, l'intoxication paludéenne, les dermatoses ; mais on doit, malgré quelques timides suggestions récentes, en écarter avec prudence tout ce qui tient à la tuberculisation pulmonaire. Ces sources sont précieuses, leur étude a, je crois, besoin d'être refaite pour en poser toutes les indications et savoir tout ce que l'on peut en obtenir ; il y a des inconnues à résoudre et ce problème peut être également tenté par le médecin dans sa pratique, loin de la source. Il existe des cas obscurs, embarrassants, où la Dominique ou la Saint-Louis pourront nous tirer plus d'une fois d'embarras : un malade est profondément altéré dans sa constitution avec ou sans manifestations éruptives ; nous ne pouvons remonter à une source étiologique certaine (syphilis ou dermatose simple) : le quatrième groupe des eaux de Vals, en nous offrant une thérapeutique complexe, nous apportera un secours inespéré et certain.

Et maintenant, quel peut être l'avenir médical de Vals ? Je le crois très-incertain ; bien des choses ont été faites ; mais ce qui reste à faire pour constituer un établissement convenable est immense ; et malheureusement la facilité incroyable qui existe pour découvrir de nouvelles sources sera la pierre d'achoppement de cette station. Chaque propriétaire, et ils deviendront de plus en plus nombreux, proclamera sa source la seule bonne ; les bénéfices s'éparpillant, les forces vives de Vals n'étant pas concentrées dans une administration unique, une amélioration sérieuse ne pourra se produire. Vals manque d'eau pour ses bains, et trop de rivalités existent aujourd'hui pour concourir au but commun. Il est à craindre qu'après avoir fait un peu de bruit Vals ne subisse le sort de sa belle source intermittente qui après un éclat passager retombe dans le silence et disparaît. Une seule chose peut sauver Vals, c'est l'union de tous les propriétaires en une administration unique, qui alors obtiendra avec justice un périmètre de protection indispensable à sa vitalité, mais non un périmètre accordé exclusivement à ceux qui le demandent aujourd'hui et qui n'ont rien créé sur les lieux comme établissement médical, qui ont tout sacrifié pour la vente et n'ont rien fait pour le baigneur. Il faut aussi que la municipalité locale ait assez d'intelligence et d'amour du pays pour aider par un concours sincère et désintéressé à faire de Vals le Vichy du Midi. Et quand tout aura été fait dans les conditions du possible, Vals néanmoins ne recevra jamais le baigneur riche et élégant qui va aux eaux promener ses loisirs ou son ennui; Vichy l'emportera toujours par son luxe impérial, par tout ce qui a été fait pour rendre aux buveurs ce qu'ils ont laissé dans les grands centres de la fashion européenne. Vals ne pourra pas non plus recevoir la classe indigente ; il n'est pas, comme sa riche et puissante rivale, doté d'institutions et d'établissements hospitaliers.

Mais à Vals viendront les vrais malades, les classes moyennes, les familles qui ne pouvant se disperser aux diverses spécialités thermales, trouveront dans les sources alcalines et les sources d'arséniate de fer, un élément réparateur pour les affections variées et dissemblables de plusieurs de leurs membres. Si les parents arrivés à l'âge des affections de foie ou des reins sont justiciables des eaux bi-carbonatées, ils pourront ne pas s'éloigner de leurs enfants qui demanderont à la Dominique un reconstituant sérieux de leur sang chlorotique.

Vals est donc une station riche et précieuse qui demande à se constituer fortement ; il est du devoir des médecins de la soutenir et de l'encourager, d'aider au développement des richesses de la France en y envoyant les malades de leur clientèle, qui ne tiennent à se déplacer que pour retrouver la santé et le repos au milieu d'une belle nature.